Natürliches Entgiften

Inkl. Detox Reinigung

10 Hausmittel zur schnellen Entgiftung + Kur zum Entschlacken

Auflage 2018 April
ISBN-13: **978-1717412966**
ISBN-10: **1717412963**

Email:janrothner@buch-autoren.de
Impressum:
Jan Rothner
c/o Autoren.Services
Zerrespfad 9
53332 Bornheim

Gestaltung: Martin Müller Photography
Bilder: shutterstock.com Photography

Jan Rothner

Natürliches Entgiften

Inkl. Detox Reinigung

10 Hausmittel zur schnellen Entgiftung
+ Kur zum Entschlacken

Inhaltsverzeichnis

Einleitung

Oftmals funktioniert es ganz gut, sein Leben zu verbringen, ohne bewusst für seinen Körper zu sorgen. Aber das geht nur für eine begrenzte Zeit gut. Wir entsorgen täglich zahlreiche Stoffwechselendprodukte, jedoch benötigt unser Körper für ein gutes Funktionieren oft eine wesentlich tiefer gehende Reinigung und Entschlackung.

Es stellt sich daher die Frage, weshalb lagert unser Körper Stoffe ein, die er nicht benötigt? Wie bringt man ihn dazu, diese wieder auszuscheiden? Und wie funktioniert dies ohne unerwünschte Nebenwirkungen und auch ohne hungern zu müssen?

Jeder Organismus - egal ob menschlich oder tierisch - verfügt über einen regelmäßigen Stoffwechsel. Es werden Stoffe aufgenommen, diese werden in weiterer Folge verarbeitet, umgebaut und aufgenommen. Dabei entstehen natürlicherweise auch gewisse Endprodukte, die der menschliche Körper nicht imstande ist zu verwerten. Diese Endprodukte scheidet der Körper in weiterer Folge über seine Organe wie die Leber, den Darm, die Haut, die Nieren und den Urin aus. Erfolgt das aber nicht in genügendem Ausmaß, zeigen sich in absehbarer Zeit die ersten Symptome: Der Körper signalisiert auf diese Art und Weise sein Bedürfnis nach Hilfe. Manchmal fängt es damit an, dass man trotz ausreichendem Schlaf müde ist oder nicht mehr so richtig in die Gänge kommt. Vielleicht erscheint die Haut nicht mehr so gesund. Das ist allerdings nicht gleich ein

Warnzeichen, um einen Arzt aufzusuchen, es sollte eher eine Motivation sein, das System von Überflüssigem und Altem zu befreien.

Wie kommt es zu Vergiftungen?

Im Prinzip ist der Körper eigenständig in der Lage Giftstoffe, die zugeführt wurden, wieder loszuwerden. Dafür zuständig sind folgende Organe: Die Leber, die Niere, der Darm, die Lunge, die Haut, die Lymphe und das Blut.

Neben der Bezeichnung "Entgiften" ist der Begriff "Entschlackung" im medizinischen Fachbereich oftmals negativ behaftet und wird sogar mitunter belächelt. Es wird behauptet, der menschliche Körper scheide seine Abbauprodukte und Gifte von selbst wieder aus. Das trifft natürlich nur dann zu, wenn der Körper gesund ist und auch problemlos funktioniert. Weshalb gibt es aber zahlreiche Verkalkungen der Arterien oder auch widerstandsfähige Ablagerungen im Bereich des Darms?

Schlacke ist wahrscheinlich nicht die korrekte Bezeichnung dafür, sie hat sich allerdings für die Ablagerungen, die im menschlichen Körper entstehen, bewährt.

Wie kann man es verhindern vergiftet zu werden?

In erster Linie ist es also immer sinnvoll, all jene Dinge zu unterlassen, die dem Körper Schaden zufügen. Zu diesem Zweck sollte man allerdings Bescheid wissen, welche Substanzen den menschlichen Körper vergiften. Bei einigen dieser Substanzen bräuchte man eine ziemlich große Menge um den Körper zu vergiften. Bei anderen reicht eine relativ geringe Menge vollkommen aus. Oftmals ist das regelmäßige Zuführen von bestimmten Substanzen für eine „Vergiftung" im Körper verantwortlich.

So gibt es viele alltägliche Substanzen, die man als „giftig" bezeichnen kann und die dem Körper Schaden zufügen: So unter anderem Alkohol, Nikotin, Zusätze in Lebensmitteln, Zucker, Pflanzenschutzmittel, Schwermetalle, Amalgam, Aluminium in Deodorants.

Bei einer wirksamen Therapie zur Entgiftung wird in erster Linie darauf Wert gelegt, den Körper nicht weiterhin mit solchen Stoffen zu verunreinigen, die ihn belasten.

Welche Symptome zeigen sich bei einer Vergiftung?

Zeichen einer chronischen Vergiftung können z.B. sein:

- Verhärtungen von Muskeln
- Schmerzen der Muskeln
- Störungen des Schlafes
- Sodbrennen

Interessante Informationen zum Thema Entgiftung

Da stellt sich natürlich die Frage, woher kommen solche Belastungen? Zuerst müssen besonders Gifte aus der Umwelt angeführt werden. Dabei handelt es sich zuerst um Schwermetalle wie z.b. Quecksilber, das meistens aus Füllungen der Zähne stammt, Blei unter anderem aus den Leitungen oder Cadmium stammend aus Tabak. Natürlich sind die Belastungen nicht mehr so intensiv wie vor einiger Zeit, aber auch heutzutage gibt es in jedem zehnten Haushalt Blei in der Wasserleitung. Zahnfüllungen aus Amalgam werden zwar inzwischen weniger eingesetzt, aber bei der Entfernung wird ebenfalls Quecksilber freigesetzt. Eine zusätzliche Quelle für schädliche Stoffe sind Schwermetalle aus unseren Nahrungsmitteln. Diese gelangen durch die Überdüngung der Böden mit von Schwermetall belasteten Düngern aus Phosphat oder durch die Anwendung von Insektenschutzmitteln in die Lebensmittel. In weiterer Folge sammeln sich diese Schwermetalle im Ackerboden an und gelangen über den Umweg über Pflanzen und Tiere in die menschliche Nahrungskette. Auch als gesund eingeordnete Nahrungsmittel wie z.B. Fische, Meeresfrüchte, Gemüsesorten und Getreidearten sind oftmals stark belastet.

Ein weiteres Schwermetall, nämlich Cadmium nimmt der Mensch heutzutage vor allem über das Rauchen auf. Über Pflanzenschutzmittel wird das Cadmium auf die Tabakpflanze aufgebracht und über den Konsum von Zigaretten in den menschlichen Körper weitergeleitet. Aber auch über die Kleidung, die Verwendung von Kosmetika und auch über diverse Gegenstände des täglichen Gebrauchs nehmen wir Schwermetalle und andere Giftstoffe auf. Bemerkenswert ist, dass Schwermetalle als sogenannte Zellgifte schon in sehr geringen Konzentrationen die Stoffwechselvorgänge empfindlich beeinträchtigen. Auf diese Art und Weise entstehen erhebliche Mengen an sogenannten freien Radikalen. Diese zerstören die Membranen der menschlichen Körperzellen und auf diese Art und Weise langfristig Gewebe- und Organschäden hervorrufen.

- **Stoffwechselgifte:** Eine zusätzliche erhebliche Belastung sind vom menschlichen Körper eigenständig produzierte Substanzen. Das sind Stoffwechselgifte, die nicht immer zur Gänze wieder ausgeschieden werden können, wie z.B. Ammonium sowie Darmgase. Ammonium wird im menschlichen Körper durch den Abbau von Proteinen erzeugt. Es weist starke Ähnlichkeit mit Kalium auf und kann die kaliumgesteuerten Synapsen des menschlichen Körpers blockieren. Es wirkt als Nervengift und entzieht den Körperzellen die Energie.

- **Körpereigene Entgiftung:** Im Prinzip verfügt der Körper über komplexe und höchst erfolgreiche Methoden der Entgiftung – z.B. unterschiedliche Enzymsysteme wie Glutathion und die wichtigen schwefeligen Aminosäuren Cystein und Methionin. Bei zahlreichen Menschen ist der Organismus allerdings so stark belastet, dass diese Art der Entgiftung überfordert oder funktionsunfähig geworden ist. Besonders bei Belastungen des Darmes sind umfangreiche Beschwerden vorprogrammiert, weil die Giftstoffe einerseits schneller in den Körper gelangen, die Mikronährstoffe allerdings oft ungenutzt wieder ausgeschieden werden oder nicht den Ort der Wirkung erreichen, weil Gifte deren Platz eingenommen haben. Auf diese Weise entsteht ein gefährliches Verhältnis zwischen den Mikronährstoffen und den Giften.

- Speicherung von Umweltgiften: Heutzutage gibt es nahezu niemanden, der nicht eine Unzahl von Umweltgiften in seinem Körper aufgenommen hat. Nahezu aller diese Giftstoffe verbleiben im Körper und werden gespeichert. Fettgewebe und Nervengewebe bewahren die meisten dieser Gifte, um den menschlichen Körper vor einer Überlastung durch schädliche Substanzen zu bewahren. Bevorzugte Speichermedien sind besonders die Organe, die für die Ausscheidung zuständig sind. So z.B. die Leber (zuständig für fettlösliche Gifte) und die Niere (zuständig für wasserlösliche Gifte). Bei der Ausscheidung über die Niere spielt natürlich auch die Trinkmenge eine wesentliche Rolle, die meisten Menschen trinken nämlich viel zu wenig.

Allerdings werden auch Zähne und Knochen als Speicher von solchen schädlichen Stoffen herangezogen. Im

Skelett z.B. weisen Schwermetalle Halbwertszeiten zwischen 10 und 30 Jahren auf, das bedeutet, dass innerhalb dieses Zeitraumes etwa die Hälfte dieser Stoffe wieder abgebaut werden konnte. Diese Langzeitlagerung der Schwermetalle dient vorwiegend als Schutz, um eine kontinuierliche Vergiftung des Körpers über das Blut zu unterbinden. Diese Schutzfunktion ist allerdings nicht vollkommen. Denn über die Nahrungsaufnahme und aus den „Depots" gelangen regelmäßig Schwermetalle ins menschliche Blut. Diese Schwermetalle hemmen besonders die sogenannten enzymatischen Funktionen und belasten auf diese Weise den Stoffwechsel. Besonders das gleichzeitige Auftreten mehrerer Krankheiten bei einer einzelnen Person und nur schwer zu bestimmende Befindlichkeits-störungen sind oftmals auf einen beeinträchtigten Stoffwechsel zurückzuführen. Die Folge ist eine nicht genügende Versorgung mit Nähr- und Schutzstoffen. Menschen mit solchen Stoffwechselproblemen leiden über Müdigkeit, Abfall der Leistung, Schwäche der Konzentration usw. Auch ein geschwächtes Immunsystem sowie Unverträglichkeiten von bestimmten Nahrungsmittel können unter Umständen mit einer zu hohen Belastung an Umweltgiften zusammenhängen.

- Entgiftung: Entlastung von Leber und Niere:
Weil die Systeme zur Entgiftung und die Giftspeicher des menschlichen Körpers rasch an ihre Grenzen gelangen, muss gewährleistet werden, dass sich deren Kapazitäten nicht zu schnell erschöpfen. Da es in der Praxis nicht machbar ist, den Schadstoffen gänzlich aus dem Weg zu

gehen, empfiehlt es sich ab und zu, eine Maßnahme zur Entgiftung vorzunehmen, um im Körper gelagerte Gifte entsprechend zu neutralisieren und zur Ausscheidung zu bewegen. Das wird oftmals Ausleitung oder auch Entschlackung genannt. Wesentlich ist es in diesem Zusammenhang, besonders die Leber und die Niere zu entlasten, damit diese Organe nicht zu stark mit der Ausscheidung von schädlichen Stoffen belastet sind, sondern noch genügend Kapazitäten für zusätzliche wichtige Funktionen haben.

Die gezielte Ausscheidung über den Urin bedingt eine ausreichende Trinkmenge, und zwar möglichst stilles Wasser in einer Menge von zwei Litern oder mehr pro Tag. Für die erfolgreiche Entgiftung bieten sich einige Möglichkeiten an, wobei die meisten die Schwermetalle auflösen, wie die sogenannte Chlorella-Alge oder auch Koriander.

Eines der Mittel, welches sowohl Säuren als auch Gifte wirklich absorbiert und auf diese Weise unschädlich macht, ist das sogenannte Zeolith. Darunter versteht man ein mikroskopisch poröses Tuffgestein vulkanischen Ursprungs, ein sogenanntes Aluminiumsilikat mit Kristallgitter-struktur. Dieses Gitter weist eine Silizium-Aluminium-Oxyd-Struktur auf und ist mit winzigen Hohlräumen durchsetzt. Das für die Entgiftung herangezogene Clinoptilolith durchläuft einen Prozess der Mikronisierung. Bei diesem Vorgang wird das Material pulverisiert und verfügt auf diese Weise über eine sehr große spezifische Oberfläche, die noch dazu elektrostatisch aufgeladen ist. Die Resultate dieser Bearbeitung sind bestimmte Eigenschaften, die eine

Anzahl von positiven Reaktionen im menschlichen Körper bewirken.

- Bindung und Ausscheidung von Giftstoffen: Das Mineral Clinoptilolith ist ein Stoff, der vom menschlichen Darm nicht aufgenommen werden kann. Es wird unverändert wieder ausgeschieden. Deshalb kann Clinoptilolith ähnlich wie ein Ballaststoff verwendet werden, welcher die Darmfunktion entsprechend anregt. Eine der wesentlichsten Eigenschaften dieses Minerals ist die Anbindung und Ausscheidung von schädlichen Stoffen. Dadurch wird der Darm wieder in ein Gleichgewicht versetzt, wodurch zahlreiche chronische Erkrankungen entweder ganz vermieden oder verbessert werden können.

Schwermetalle werden teilweise im Magen und teilweise in der Darmschleimhaut entgiftet: Die Moleküle der Schwermetalle gelangen nach einer Gabe von Clinoptilolith in dessen Käfigstruktur und werden dort festgehalten. Die elektrostatischen Kräfte sind so stark, dass eine Resorption des Schwermetalls unterbunden wird. Die eingebundenen Schwermetalle werden ausgeschieden.

Methoden zur wirksamen Entgiftung

Natürlich stehen auch zahlreiche Methoden zur wirksamen Entgiftung des Körpers zur Verfügung. Einige praxiserprobte Methoden wollen wir an dieser Stelle vorstellen.

- Basenbäder: Eine relativ einfache und dennoch sehr effiziente Möglichkeit zur Entgiftung ist ein basisches Salzbad: Man vermischt drei große Löffel basisches Badesalz in die Badewanne ein und sollte 30 bis 90 Minuten darin verbringen. Wesentlich ist es allerdings, etwa jede Viertelstunde den Körper mit einem rauen Schwamm oder einem Luffa-Handschuh abzubürsten, inklusive der beiden Fußsohlen. Die basischen Bäder sind sehr gut für die tiefe Bindegewebs-Entsäuerung geeignet, das ist optimal vor allem bei Cellulitis.

Gemäß den Lehren der TCM (traditionellen chinesischen Medizin) sind die Fußsohlen sehr effektive Entgifter, sie werden auch als dritte Niere bezeichnet. Hat man z.B. die Veranlagung zu Schweißfüßen, ist das ein deutlicher Hinweis, dass die Nieren ziemlich überbelastet sind. Sehr hilfreich für die Nieren ist ein basisches Fußbad, welches man täglich genießen kann. Man sollte diese Maßnahme einige Abende hintereinander probieren und dazu reichlich stilles Wasser zu sich nehmen.

Die Entgiftungsfähigkeit der menschlichen Haut kann auch mittels Trockenbürstens deutlich gesteigert werden. Mit einem oder mit zwei Luffa-Handschuhen ausgestattet, beginnt man in der Früh vor dem Duschen bei den Sohlen und bürstet Richtung Herz. Beginnend vom rechten Fuß an nach oben, weiters vom linken Fuß. Die Gelenke stets mit kreisförmigen Bewegungen bearbeiten, die Beine und die Arme mit Längsstrichen. Im Bereich des Bauches am besten kreisende Bewegungen verwenden. Man benötigt bei dieser Art der Massage nur einen ganz geringen Druck, also nur sanft streichen. Das sollte man zwei bis drei Mal pro Woche durchführen, etwa drei Minuten lang.

- **Nierenentgiftung:** Prinzipiell entgiftet die Niere das Blut. Sie hat jedoch in energetischer Hinsicht noch einiges mehr zu bieten. Die Niere hat Einfluss auf den Wärmehaushalt des Körpers, auf den Blutdruck und die Säureausscheidung und steht als paarweises Organ in direkter Beziehung zum Lebenswillen.

Die Zeichen einer Nierenschwächung sind unter anderem:

- Der Bereich unterhalb der Augen ist geschwollen, die Tränensäcke sind mit Schatten unterlegt.

- Die beiden Ohren sind empfindsam, es besteht eine Neigung zu Mittelohr-entzündungen.

- Die Füße neigen zur Schweißbildung oder Kälteempfinden.

- Hohe Kälte- und Zugempfindlichkeit.

- Es finden sich geplatzte Äderchen rund um den Innenknöchel.

Einige homöopathische Mittel bieten Unterstützung zur Nierenentgiftung an. Aber die Nieren kann man auch ganz leicht mit Tees und natürlich mit ausreichend frischem Wasser unterstützen. Ein grundsätzlicher Fehler beim Entgiften und Entschlacken ist es, zu viel Tee und zu wenig Wasser zu sich zu nehmen. Auf eine Tasse Tee müssen zwei bis drei Gläser Wasser getrunken werden. Denn die Tees lösen die Schlacken, das Wasser spülen die gelösten Stoffe aus dem Körper heraus.

Als Tee empfehlen sich die klassischen Blasen-Nieren-Tees aus der Apotheke, ein Tee aus Birkenblättern, aus Brennnesseln oder ein indischer Nieren-Tee. Die ayurvedische Heilslehre empfiehlt, einige Gläser Wasser, das eine Viertelstunde lang gekocht wurde, schluckweise während des Tages zu trinken. Das wirkt sich auch ausgezeichnet auf die Verdauung aus.

- **Leberreinigung:** In der Lehre der Fünf Elemente ist der Frühling die Jahreszeit des Elementes Holz, dem auch die Leber zugeordnet ist. Die Natur wacht nach langer Ruhezeit wieder auf, die Pflanzen und Blätter kommen aus dem fruchtbaren Boden. Die Leber arbeitet im menschlichen Körper mit der Galle erfolgreich zusammen. Im ersten Durchgang filtert die Leber jene Stoffe, die nicht hinein gehören, aus dem Blutkreislauf heraus und reiht diese an die Gallenblase zur Speicherung. Die Galle erwartet daraufhin einen Reiz, und zwar einen bitteren Reiz. Das erfolgt durch einige Blätter, z.B. Löwenzahn, Ruccola oder auch Radicchio. Die Bitterstoffe in diesen Pflanzen regen nämlich die Gallenflüssigkeit zum Fließen an. Viele Naturheilkundige nehmen an, dass es durch das Zuwenig an frischen Kräutern in der menschlichen Nahrung zu dem deutlichen Anstieg von Problemen mit dem Darm gekommen ist. Die heutige Nahrung ist in der Tat ziemlich arm an solchen Bitterstoffen. Denn ohne solche Stoffe ist einerseits die Gallenblase nicht wieder bereit neue Stoffwechselschlacken aufzunehmen, andererseits kann die Leber dann nicht weiterarbeiten. Noch dazu bleibt Galle in der Blase zurück, die sich in der Form von Gallensteinen verfestigen kann.

Die Leber ist sozusagen das wichtigste Organ des menschlichen Stoffwechsels. Die wichtigsten Tätigkeiten dieses Organs sind die Herstellung von lebenswichtigen Eiweißstoffen, die entsprechende Verwertung von Bestandteilen der Nahrung wie z.B. die Bevorratung von Glukose und Vitaminen. Die Leber hat also auch nicht unwesentlich Einfluss auf den Blutzuckerspiegel, die Produktion der Galle und den Abbau von Stoffwechselprodukten, Medikamenten und giftigen Stoffen. Sämtliche Nährstoffe, die aus dem Darm ins Blut resorbiert werden, gelangen danach zur Leber und werden dort entweder ans Blut abgegeben oder aus dem Blut entfernt. Ein gut arbeitender Leber-Galle-Stoffwechsel ist auch die Grundlage eines gut funktionierenden Verdauungssystems.

Anzeichen, die nach einer entsprechenden Unterstützung von Galle und Leber verlangen, sind z.B. Müdigkeit am

Tage, ein verschwommener Blick, Kopfschmerzen, eine gewisse Lustlosigkeit, ständige Unzufriedenheit, Empfindlichkeit unter den Rippen und im Bereich des rechten Oberbauchs.

Homöopathisch kann die Leber mit Gaben von bestimmten Stoffen aus der Apotheke unterstützt werden. Von vielen Herstellern gibt es Leber-Galle-Tropfen. Als Tee zur Unterstützung für Leber und Galle eigenen sich z.B. Löwenzahn, Tausendguldenkraut oder eine herkömmliche Leber-Gallen-Tee-Mischung aus der Apotheke. Ebenfalls unterstützend wirken Bittersegen-Tropfen, Gelum-Tropfen sowie feucht-warme-Wickel.

- Darmunterstützung: Der Darm ist sozusagen das zweite Gehirn des menschlichen Körpers mit einer Unzahl von Nervenzellen. In diesem wichtigen Organ ist ein Großteil des menschlichen Immunsystems zuhause. Er verfügt über eine Oberfläche von unglaublichen 200 m^2 und ist die Aufnahmeregion für die Nährstoffe, die in weiterer Folge ins Blut weitergeleitet werden. Zusätzlich ist der Darm auch verantwortlich für den Abtransport von Stoffwechselschlacken.

Die Verdauung der Nahrung beginnt im Mund. Und das unterstützt den Darm ganz wesentlich. Funktionieren noch sowohl die Leber als auch die Galle und die Bauchspeicheldrüse stellt ausreichend Enzyme her, reicht das meistens schon aus, damit der Darm selbst erfolgreich entgiften kann.

Der Darm ist ein heikles Organ, er mag es überhaupt nicht, aus dem Gleichgewicht gebracht zu werden. Er verfügt über die eindrucksvolle Fähigkeit, sich innerhalb eines Zeitraumes von nur drei Tagen neu zu besiedeln. Das heißt genauer gesagt, die Schleimhaut erholt sich innerhalb nur drei Tagen. Allerdings sind dabei vernünftige Verdauungsenzyme aus der Bauchspeicheldrüse oder Fettemulgierer wie ausreichend Gallensäure erforderlich .

Dennoch macht es Sinn, wenn man mit Mitteln wie Glaubersalz oder F.X.-Mayr-Salz für eine gründliche Darmentleerung sorgt, bevor man mit einer Entgiftung beginnt. Dem bekannten Entgiftungskopfschmerz, der meistens von einer überlasteten Leber herrührt, wird mit einem Einlauf schnell und effektiv ein Ende gesetzt.

- **Entsäuerung:** Zum Gebiet Entsäuerung gibt es einige verschiedene Sichtweisen. Die eine Ausrichtung bevorzugt Basen-Tabletten und Basen-Pulver, um im Laufe der Jahre gebildete Säuredepots wieder aufzulösen. Die andere Partei behauptet, dass eine zum großen Teil basische Ernährung vollkommen genug ist, um den Körper entsprechend zu entsäuern. Allerdings gibt es in der Praxis kein allgemein gültiges Rezept, sondern nur die individuellen Menschen-Typen. Es empfiehlt sich, etwa zehn Tage lang so oft wie möglich basisch zu essen. Verzichtet man auf Kaffee und alkoholische Getränke, konsumiert kein Fleisch, kein weißes Mehl und nimmt auch keinen Zucker zu sich, dann fühlt man sich eindeutig besser.

Verspürt man aber keine Lust auf die komplette Änderung seiner individuellen Ernährung, dann empfiehlt es sich, ungefähr zehn Tage lang zwei bis drei

Mal pro Tag ein gutes Basen-Produkt zu sich zu nehmen. Jedesmal mit 30 Minuten Abstand zum Essen einnehmen, damit man nicht die natürliche Säure- und Basenproduktion des Verdauungsvorganges im Körper durcheinanderbringt. Man kann solche Basentabletten vor dem zu Bett gehen mit einem großem Glas Wasser einnehmen, am Morgen fühlt man sich dann deutlich leichter.

Der größte Säureproduzent allerdings ist Stress. Die höchsten Konzentrationen von Säure im Körper sind z.B. bei Studenten vor Prüfungen gemessen worden. Für manche Personen ist eine gewisse Konzentration von Säure im Körper nötig, weil sie zu Höchstleistungen animiert. Wer aber Säuren erfolgreich abbauen möchte, sollte sein Stressniveau deutlich herunterfahren.

Entgiften und Entschlacken mit Hilfe von Obst und Gemüse

Auf natürliche Art und Weise entgiften und entschlacken - wer möchte nicht seinen Körper unterstützen und diesen von schädlichen Giftstoffen befreien? Deshalb informieren wir über verschiedene Sorten von Obst und Gemüse, die man nicht nur während einer Detox-Kur konsumieren sollte.

- Die Avocado: Die gesunde grüne Frucht ist randvoll mit Antioxidantien. Diese hilfreichen Stoffe sind für die Ableitung von giftigen Stoffen aus dem Körper verantwortlich. Dadurch fühlt man sich fit und natürlich auch wesentlich gesünder.

- Der Brokkoli: Nicht jeder gehört zu jenen Menschen, denen Brokkoli wirklich gut schmeckt. Dennoch sollte man das grüne Gemüse probieren, denn es tut dem Körper sehr gut. Es ist sozusagen randvoll mit Antioxidantien und darüber hinaus mit vielen Enzymen, welche den Verdauungsapparat entsprechend anregen. Roher Brokkoli ist am schmackhaftesten, in dem rohen Gemüse stecken die meisten Nährstoffe drin.

- Cranberries: Diese kleinen und eher unscheinbaren Beeren sind nicht nur bestens dafür geeignet, um unangenehmen Infektionen der Harnwege vorzubeugen, auch um schädliche Giftstoffe aus dem Körper zu entfernen sind sie zu empfehlen. Cranberries verfügen über eine antibakterielle Wirkung und helfen auf diese Weise bei der Entgiftung des Körpers.

- Die Grapefruit: Diese wohlschmeckende Frucht unterstützt erfolgreich das Verdauungs-system und ist noch dazu in der Lage das Wachstum von Nierensteinen zu unterbinden. Sie enthält genauso wie andere Zitrusfrüchte hilfreiche antioxidative Stoffe und den Ballaststoff Pektin. Zusätzlich kann die Frucht auch der Volkskrankheit Diabetes erfolgreich vorbeugen, denn nach dem Genuß von Nahrungsmitteln und einer Grapefruit arbeitet der Zuckerstoff-wechsel deutlich besser. Der Blutzuckerspiegel ist dann niedriger und vom Körper muss wesentlich weniger Insulin produziert werden.

- Der Knoblauch: Dieses unscheinbare Gemüse bietet dem menschlichen Körper wertvollen Schwefel und unterstützt auch beim Entgiften. Zusätzlich verfügt Knoblauch auch über eine antibiotische Eigenschaft und unterstützt auf diese Weise, den menschlichen Körper von innen heraus zu heilen.

- Der Kohl: Ab und zu sollte man sich auf dieses gesunde Gemüse einlassen. Denn es ist, wie der Knoblauch, ein Lieferant von Schwefel. Dieses Element fördert den erfolgreichen Abbau von unerwünschten

Stoffen, wie z.B. die Reste von verschreibungspflichtigen Medikamenten.

- **Linsen:** Diese helfen dem menschlichen Verdauungssystem dabei, in Gang zu kommen und helfen auf diese Weise bei der Entgiftung und Entschlackung des Körpers. Noch dazu senken diese Hülsenfrüchte das Cholesterin und unterstützen dabei, den Blutzuckerwert im Gleichgewicht zu halten.

- **Rote Bete:** Roten Rüben sind ein hilfreicher Lieferant von Betain und Pektin. Diese nicht unwichtigen Stoffe unterstützen die Tätigkeit der Leber und das Verdauungssystem. Beides sind sehr wichtige Funktionen für die Reinigung des Körpers.

- **Sonnenblumenkerne:** Ein nahezu perfekter Naschgang für zwischendurch. Sonnenblumen-kerne unterstützen die Entgiftung der Leber. Noch dazu hemmen diese wertvollen Kerne den Anstieg des Cholesterinwertes.

- **Die Zitrone:** Diese gelben Früchte sind voller Vitamine und Antioxidantien. Sie schützen die Leber und leiten dank den Antioxidantien ebenfalls die Giftstoffe aus dem Körper.

Detox Kur - Entgiftung ist wichtiger denn je

Eine regelmäßige Detox Kur zum Zweck der Entgiftung ist für den menschlichen Organismus eine wesentliche Erleichterung. Denn überall um uns sind gefährliche Giftstoffe zu finden. Sie befinden sich in der Atemluft, in der Nahrung, dem Trinkwasser, in den Wohnungen und in den Kleidungsstücken. Einige dieser Giftstoffe kann der Körper auch selbst wieder aus leiten, aber bei weitem nicht alle. Die restlichen Giftstoffe werden im Gewebe eingelagert und können in weiterer Folge zu Schäden an den Zellen, chronischen Erkrankungen und sogar bis zu Krebs führen. Eine Detox Kur verhindert das. Sie leitet die Gifte aus, unterstützt erfolgreich die körpereigenen Entgiftungssysteme und schützt die Zellen vor Schäden.

Die gesundheitlichen Folgen von Giften

Was passiert, wenn wir andauernd diesen Giften ausgesetzt sind? Dann entstehen einige Krankheiten, die meistens nicht als solche erkannt oder auch nicht anerkannt werden. Als durch die Umwelt bedingte Krankheiten gelten z.B. die Multiple Chemikaliensensitivität (MCS), das Chronische Erschöpfungssyndrom (CFS) und auch die Fibromyalgie. Es kann allerdings im Prinzip nahezu jede Krankheit durch Gifte aus der Umwelt mit hervorgerufen oder auch unterstützt werden. Es kann z.B. ein Gift wie Arsen zur Krebserkrankung der Haut führen, Cadmium kann unter Umständen Osteoporose begünstigen. Ein Element wie Blei kann zu hohem Blutdruck beitragen, und was Quecksilber anbelangt, so gibt es nahezu nichts, das es nicht hervorrufen oder verstärken könnte.

- **Arsen:** Arsen ist dafür bekannt, hochgradig krebserregend zu sein. Insbesondere Hautkrebs kann durch Arsen hervorgerufen werden, aber auch andere Krebsarten. Ebenfalls können weitere Erkrankungen wie Diabetes, Neuropathien oder Beschwerden im Herz-Kreislauf-Bereich mit verursacht werden. Das ist nicht erstaunlich, da Arsen mehr als 200 Enzyme in ihrer Wirkung beeinträchtigen und auf diese Weise Reparaturen der DNA verhindern kann.

- **Blei:** Dieser Giftstoff wird von Jugendlichen wesentlich stärker aus dem Darm aufgenommen als von erwachsenen Personen, nämlich zu etwa 50 Prozent, bei Erwachsenen lediglich zu etwa 10 Prozent. Vom Darm erreicht das Blei in weiterer Folge die Leber, die Nieren, das Gehirn und das gesamte Nervensystem. Bei Erwachsenen Personen schädigt Blei auch das Herz-Kreislauf-System und lagert sich häufig in den Knochen und den Zähnen oder auch im Fettgewebe ab.

- Cadmium: Dieser Stoff gelangt besonders häufig über phosphathaltigen Dünger und Klärschlamm in den Boden und in weiterer Folge in pflanzliche und tierische Lebensmittel. Allerdings nicht in biologische Lebensmittel, die ohne solchen Kunstdünger und auch ohne Klärschlamm herangezogen werden. Jedoch trägt auch der Konsum von Tabak und Passivrauchen deutlich zur individuellen Belastung mit Cadmium bei. Das Schwermetall sammelt sich in erster Linie in den Nieren, der Leber und in den Knochen an, was zu nicht unerheblichen Schäden in den Organen führen kann.

Noch dazu unterbindet das Cadmium in den Nieren die Resorption von Calcium aus dem Urin, was zu Verlusten von Calcium führen kann, die der Organismus zu ersetzen versucht, indem er das fehlende Calcium den Knochen entnimmt. Cadmium ist daher auch ein wesentlicher Risikofaktor für Osteoporose.

Cadmium wird über dieselben Systeme wie die Stoffe Eisen, Calcium und Zink resorbiert. Kommt es zu einem Mangel dieser Stoffe, wird verstärkt Cadmium aufgenommen, so dass eine ausreichende Versorgung mit Eisen, Calcium und Zink vor der Aufnahme von Cadmium schützen kann.

- **Pestizide:** Pestizide können die Fähigkeit zur Fortpflanzung sowie die Entwicklung eines Embryos wesentlich beeinträchtigen. Ähnlich wie Autoabgase und der Rauch von Tabakwaren können auch Pestizide zu einem deutlich höheren Risiko für einen offenen Rückenbereich, Hypospadien und anderen Beeinträchtigungen bei einem menschlichen Embryo führen.

Sogenannte Organophosphat-Pestizide, die großflächig im Anbau von Gemüse, zur Bekämpfung von Schädlingen wie z.b. Ameisen, aber auch im Weinbau und in der Forstwirtschaft verwendet werden, können Frühgeburten begünstigen. Dies deswegen, weil sie bestimmte Enzyme beeinflussen, die zu verfrühten Wehen beitragen können. Bei Kindern zwischen drei und zehn Jahren beobachtet man oftmals ADHS, einen geringeren IQ und deutliche Störungen der Entwicklung wie z. B. Autismus, wenn sie während der Schwangerschaft solchen Organophosphat-Pestiziden ausgesetzt wurden. Auch Schwierigkeiten mit den Atemwegen wie Asthma und Erkrankungen der Lungen der verschiedensten Art treten bei diesen Kindern auf, wenn die Mütter in der Schwangerschaft in Kontakt mit Insektiziden kamen.

In erster Linie wurden für solche Untersuchungen vermehrt jene Kinder berücksichtigt, die größeren Mengen von Pestiziden ausgesetzt waren. Da aber bekanntlich die individuellen Fähigkeiten zur Entgiftung und Gifttoleranzen sehr unterschiedlich ausgeprägt sind, kann man davon ausgehen, dass bei empfindlichen

Kindern die normalen Mengen an Pestizid- und Umweltgift ausreichen, um die angeführten Symptome auszulösen oder zu unterstützen.

- **Dioxine:** Dioxine werden nur sehr schwer abgebaut, sind nahezu überall zu finden und reichern sich noch dazu in der Nahrung an. In erster Linie in tierischen Lebensmitteln mit einem höheren Gehalt an Fett sind solche Stoffe anzutreffen, vorzugsweise in Fleischwaren, Fischen und Milchprodukten.

Dioxine sind überaus toxisch und können leicht zu Störungen bei der individuellen Entwicklung bei Kindern und zu Schäden am Immunsystem führen. Dioxine sind nahezu alle Pestizide und Schwermetalle relativ fettlöslich, sie lagern sich gerne im menschlichen Fettgewebe ein.

- **Aluminium:** Bei diesem Stoff handelt es sich um ein Leichtmetall, das zwar zum größten Teil mit dem Urin wieder aus dem Körper ausgeschieden wird, dennoch kann es sich in Zusammenhang mit den Ausleitkapazitäten auch problemlos im menschlichen Gewebe und auch im Gehirn anreichern. Dementsprechend schwierig sind dann die Folgen. Möglich sind Hyperaktivität, Krankheiten wie Alzheimer, Blutarmut, Muskelschmerzen oder Beschwerden von Nieren und Leber. Aluminium wird heutzutage über die Ernährung, die Luft, das Wasser, veraltetes Kochgeschirr sowie über Impfstoffe resorbiert.

- **Schimmelpilzgifte:** Sehr gefährliche Giftstoffe werden von Schimmelpilzen hergestellt. Schimmelpilzgifte sind besonders in der Luft und da sie vollkommen geschmacklos sind auch in vielen Lebensmitteln anzutreffen, auf denen man mit den Augen noch keinen Schimmel erkennen kann. Sie greifen vehement Organe wie die Lungen, aber auch die Leber an.

Überaus problematisch ist Befall mit Schimmel an Wänden, der die Konzentration an Schimmelpilzgift der Luft wesentlich erhöht. Als erste Anzeichen entwickeln sich Allergien, Asthma, chronische Schmerzen am Kopf und an den Gliedern, eine deutlich erhöhte Anfälligkeit für Infekte bis hin zu Lungenentzündungen.

Inzwischen gibt es einfach anzuwendende Tests, mit deren Hilfe man die Schimmelpilzgefahr in den Wohnräumen besser abschätzen kann. Anschließend gilt es die Quelle des Schimmelpilzes zu finden und die Wohnräume wieder entsprechend zu sanieren.

In Anbetracht aller dieser Umweltgifte ist somit eine Detox Kur eine empfehlenswerte Idee. Sie unterstützt dabei, die persönliche Belastung an Giftstoffen wieder los zu werden und sich vor giftbedingten Krankheiten wirksam schützen.

Verfügt der Körper über ein eigenes Detox Programm?

Natürlich ist der menschliche Körper in der Lage, eigene wirkungsvolle Mechanismen zur Entgiftung aufzubieten. Denn diese ist für den menschlichen Körper wesentlich zum Überleben. Könnte der Mensch nicht aus eigenem Antrieb entgiften, würde er in der Praxis schnell an einer Vergiftung sterben, wahrscheinlich noch in seinem ersten Lebensjahr. Jeder Organismus beherrscht sehr effiziente Methoden zur Entgiftung, die ihn vor Giftstoffen, Schadstoffen und Schlacken erfolgreich beschützen können.

Es sind allerdings nicht nur Giftstoffe, die den menschlichen Körper in der heutigen Zeit belasten. Eine falsche Ernährung mit zu viel an Zucker und viel zu wenigen Vitalstoffen ist in Zusammenhang mit einem Mangel an Bewegung und Stress vielfach bereits die Regel. Die Folge ist ein geschwächter Organismus. Auf welcher Weise soll der Körper auch noch die toxischen Substanzen entgiften können?

Es gelingt in nur wenigen Fällen, alle Gifte vollständig wieder aus zuleiten. Noch seltener ist es möglich, dass Gifte ausgeleitet werden können, bevor sie im menschlichen Körper überhaupt einige Schäden anrichten können. Diese belasten den menschlichen Körper aber zusätzlich, denn er muss viel an Energie dafür aufwenden, um diese Schäden wieder in Ordnung zu bringen. Allerdings gelingt es nicht, alle Schäden wieder in Ordnung zu bringen, und genau diese

Beeinträchtigungen können zu Veränderungen an den Zellen und schließlich zu Krebs oder anderen Erkrankungen führen.

Um zu wissen, wie der körpereigenen Entgiftung geholfen werden kann, ist es sehr sinnvoll, zuerst in Erfahrung zu bringen, wie diese körpereigene Entgiftung eigentlich funktioniert.

Detox im Körper – Das individuelle Entgiftungssystem

Eine Entgiftung und Entschlackung kann mehr oder weniger überall im menschlichen Körper geschehen, so z. B. in der Darmschleimhaut oder im Blutkreislauf. Die Haupttätigkeit in Sachen Entgiftung findet jedoch im wichtigsten Entgiftungsorgan, der Leber, statt. Im Prinzip gelangen alle im menschlichen Körper aufgenommenen oder dort entstandenen Gifte, Schlackenstoffe und Schadstoffe zur Leber.

Die Phasen der körpereigenen Entgiftung

Detox Phase I: Diese stellt die vorbereitende Stufe für Phase II dar. Es werden die Giftstoffe in eine chemische Form verwandelt, damit sie in der nächsten Phase II verarbeitet werden können. Zu den erforderlichen Enzymen für eine erfolgreiche Entgiftung der Phase I gehören z.B. die Cytochrom P450 Enzyme. Diese leiten erste Schritte ein, um die unerwünschten Giftstoffe wasserlöslicher und somit unschädlich zu machen.

Detox Phase II: In dieser Phase wird die Wasserlöslichkeit der Gifte noch zusätzlich erhöht. Auch dabei sind unterschiedliche hilfreiche Enzyme am Werk. Diese Enzymfamilien sind in erster Linie für die Entgiftung und Ableitung von Bilirubin, von überschüssigen Vitaminen, von überschüssigen Hormonen und von Medikamenten zuständig.

Detox Phase III: In der dritten Phase der Entgiftung werden die wasserlöslichen Stoffe mit Blut, der Lympflüssigkeit oder der Gallenflüssigkeit zu den Ausscheidungsorganen weitertransportiert. Kleinere Stoffe können über die Nieren abgebaut werden. Größere Partikel werden in die Gallenflüssigkeit geleitet. Über die Gallenwege bewegen sich solche Partikel erst in die Gallenblase und dann in den menschlichen Darm, von wo aus sie auf natürlichem Weg wieder ausgeleitet werden können.

Wertvolle Hausmittel zur schnellen Entgiftung

Im folgenden stellen wir einige probate Hausmittel zur Entgiftung und Entschlackung des Körpers vor. Alles kann man selbst organisieren und man muss auch keinen Arzt konsultieren, da diese Mittel keine negativen Auswirkungen auf den Körper haben. Die Mittel wurden bereits von unseren Vorfahren angewendet und können eine Hilfe bei einer Unverträglichkeit sein, denn der Körper kann dadurch wirkungsvoll entgiftet und entlastet werden.

Morgens ein Glas heißes Wasser zu sich nehmen

Meistens geht man in der Früh zuerst in die Küche. Man sollte den Teekocher einschalten und ein Glas heißes Wasser in großen Schlucken zu sich nehmen. Dieses heiße Wasser unterstützt dabei, den Körper von innen zu spülen, Wasser ist das optimale Mittel, um giftige Stoffe aus dem menschlichen Körper zu entfernen. Heißes Wasser ist besser als kaltes, denn heißes Wasser verfügt über eine bessere Reinigungskraft als kaltes Wasser.

Wesentlich ist in der Praxis, dass eine ausreichende Menge an Wasser getrunken wird, also mindestens zwei Liter pro Tag und auch auf die Qualität des Wassers muss geachtet werden. Die Wasserqualität ist nämlich nicht immer gleichbleibend. Leitungswasser kann aufgrund von verunreinigten Rohren verschmutzt aus den Leitungen kommen, durchsetzt mit Verunreinigungen, Hormonen oder Schmutz. Zusätzlich ist die Leitfähigkeit des Wassers wichtig, denn je leitfähiger dieses ist, umso mehr Giftstoffe kann es ansammeln und aus dem Körper heraus transportieren.

Öl-Ziehen: Die Gesundheit beginnt im Mund

Der Mund sollte so frei von allfälligen Bakterien, Keimen oder Viren sein, wie nur irgendwie möglich. Das erreicht man nicht nur durch eine gute Pflege von Mund und Zähnen sowie eine regelmäßige Prophylaxe beim Zahnarzt, auch das einfache Hausmittel des sogenannten "Ölziehens" unterstützt dabei.

Dazu nimmt man morgens nüchtern, also nach dem ersten Glas heißen Wassers einen Esslöffel Öl (ideal Kokosöl) in den Mund. Dieses Öl "zieht" man im Mund hin und her, etwa so wie beim Ausspülen nach dem Zähneputzen, von vorne nach hinten, von rechts nach links und von oben nach unten. Wesentlich ist, dass dieses Öl nicht verschluckt werden darf, denn die Giftstoffe, die sich lösen, möchte man ja aus dem Körper entfernen. Nach etwa drei Minuten verändert sich die Struktur des Öls, es ist milchig geworden. Es kann ausgespuckt werden und der Mund sollte danach gut ausgespült sowie die Zähne geputzt werden.

Mit Vulkangestein den Darm bei der Entgiftung unterstützen

Vulkangestein funktioniert wie ein Schwamm im menschlichen Darm. Man kann es in Wasser gelöst zu sich nehmen und es nimmt im Darm Histamin und giftige Stoffe auf und leitet diese gebunden wieder aus dem Körper hinaus. Es empfiehlt sich, auf ein qualitativ hochwertiges Produkt zu achten und besser einen etwas höheren Preis zu investieren. Denn Vulkangestein kann oftmals verunreinigt sein. Empfehlenswert ist es, Klinoptilolith zu verwenden.

Wesentlich ist, dass solches Vulkangestein nicht nur die Giftstoffe anzieht, sondern auch andere Stoffe wie Medikamente oder Nahrungsergänzungsmittel. Das ist gut und sinnvoll, allerdings sollte man ein paar Regeln bei der Anwendung berücksichtigen.

- **Erstens:** Man sollte das Vulkangestein zwischen den einzelnen Mahlzeiten oder abends vor dem zu Bett gehen einnehmen.

- **Zweitens:** Man sollte mindestens zwei Stunden zwischen der Einnahme des Vulkangestein und der Anwendung von Medikamenten vergehen lassen.

- **Drittens:** Dieser Stoff bindet auch Histamin. Es empfiehlt sich daher, Vulkangestein auch vor dem Essen einzunehmen.

Fußbad

Eine sinnvolle Unterstützung bei einer Entgiftung und Entschlackung des Körpers kann auch ein Fußbad sein. Denn warmes Wasser kombiniert mit hochwertigen Ölen, basischen Salzen und einer angenehmen Umgebung sind ein nicht unwichtiger Schritt zur erfolgreichen Entgiftung des Körpers.

Natürlichen Heilkräften vertrauen

Einige Wurzeln und vor allem Pflanzen verfügen über eine entgiftende, entschlackende und auch heilende Wirkung. Brennnessel z.B. reinigt das menschliche Gewebe über die ausgeschiedene Harnsäure, die Pflanze aktiviert den Stoffwechsel und unterstützt noch dazu auch die Verdauung. Aus diesen Gründen kann ist eine Brennnessel-Tee-Kur eine mehr als sinnvolle Hilfe bei der Entgiftung. Meerrettich steuert eine antibakterielle, harntreibende und schweißtreibende Wirkung bei. Pflanzen wie Koriander und Petersilie sind hervorragende Helfer bei der Entgiftung. Es empfiehlt sich in der Praxis, daraus ein Pesto zuzubereiten. Zu diesem Zweck zerkleinert man die Gewürze in einem Mixer, gibt qualitativ hochwertiges Olivenöl dazu, Salz und schon ist man fertig. Dieses Pesto hält sich im Kühlschrank einige Zeit, durch das Öl ist alles gut konserviert.

Natürliches Mittel mit Zitrone und Cayennepfeffer

Die Mischung von natürlichen Stoffen aus Zitrusfrüchten wie Zitronen und aus Cayenne-pfeffer ist hervorragend dazu geeignet, ein Heilmittel mit entgiftender und entschlackender Wirkung zu produzieren, das schädliche Stoffe, die sich in der Blutbahn und einigen Organen sammeln können, aus dem Körper wieder ausleiten kann.

Die Zitrone verfügt über basenbildende Eigenschaften, die dabei helfen, den pH-Wert entsprechend zu regulieren. Außerdem punktet sie mit reinigenden und abschwellenden Eigenschaften, diese helfen, den menschlichen Körper vor Infektionen und anderen gesundheitlichen Beschwerden erfolgreich zu schützen.

Der Cayennepfeffer bewirkt Schmerz- und Entzündungslinderung und kann aus diesen Gründen bei verschieden unterschiedlichen Beschwerden und entzündlichen Zuständen im menschlichen Körper mehr als hilfreich sein. Allerdings hat der Cayennepfeffer auch einen nicht unwichtigen Platz in der alternativen Medizin. Denn der hilfreiche Wirkstoff Capsaicin, aus dem das Gewürz die typische Schärfe bezieht, fördert die Gesundheit des Herz-Gefäß-Systems und sollte aus diesem Grund auch regelmäßig konsumiert werden.

Grüne Smoothies

Der Konsum von grünen Smoothies ist ein erfolgversprechender Weg, den Körper von Giften zu reinigen und zu entschlacken. Es hilft, schädliche Giftstoffe abzubauen und gleichzeitig auch zahlreiche Vitamine, Mineralstoffe sowie wichtige Pflanzeninhaltsstoffe aufzunehmen.

Diese Getränke haben grünes Gemüse, das den menschlichen Körper mit ausreichend Chlorophyll versorgt. Dieser Stoff unterstützt die Entgiftung und hilft dabei, Schwermetalle wie z.B. aus Pestiziden, erfolgreich zu entfernen. Am Anfang eines Tages ein grüner Smoothie sorgt für den nötigen Energieschub und hilft dabei, den Stoffwechsel anzuregen.

Ein ganz einfaches Rezept: Eine Tasse Grünkohl grob zerkleinert, ein grüner Apfel ebenfalls zerkleinert, eine Banane und einen halben Becher Petersilie in einen Mixer gefüllt. Steht kein Grünkohl zur Verfügung, dann genügt irgendein Blattgemüse. Die Zutaten gut mischen und mit etwa zweieinhalb Tassen Wasser auffüllen. Zu Beginn reicht ein Glas pro Tag, die Dosierung sollte langsam und schrittweise auf mehrere Gläser täglich für mindestens drei Wochen erhöht werden.

Natürliche Mittel zur Reinigung des Darms

Der Dickdarm ist ein überaus wichtiges Organ des Körpers, er ist am Ende des Verdauungs-traktes zu finden. Dieser entzieht den Nahrungsrückständen wichtige Salze und das Wasser. Unerwünschte Verunreinigungen sowie Giftstoffe der Verdauung und Chemikalien werden durch den Darm geleitet und können in weiterer Folge dann Ablagerungen bilden, die sogenannte "Schlacke". Das kann in weiterer Folge zu nachhaltigen Problemen bei der Verdauung führen und Schlacken sollten daher auf jeden Fall entfernt werden.

Die Darmreinigung ist eine alternativmedizinische Methoden die dabei unterstützt. Es ist in der Praxis wesentlich, den menschlichen Darm zu reinigen, um eine Störungen der bakteriellen Darmflora zu vermeiden.

Zu empfehlen ist in der Praxis eine Darmreinigung mit Hausmitteln, deren natürliche Wirkstoffe beeinflussen die empfindliche Darmflora und deren Bakterien nicht negativ.

Für eine natürliche Darmreinigung empfehlen sich die folgenden Rezepte:

- **Aloe Vera:** Aloe Vera und speziell deren Saft verfügt über stark entgiftende und auch entschlackende Eigenschaften und wirkt noch dazu als natürliches Abführmittel. Aloe Vera - Saft kann in Flaschen gekauft werden, aber frische Aloe Vera ist besonders zu empfehlen. Zur Darmreinigung nimmt man etwa 500g Aloe Vera - Blätter und schneidet die Enden und die Ränder ab. Das Blatt wird in zwei Hälften geschnitten und danach schabt man das Gel von den Schalen in eine Schüssel. Das Aloe Vera - Gel füllt man mit dem Saft von zwei Zitronen in einen Mixer und zerkleinert es. Diese Darmkur kann man auch für einige Tage im Kühlschrank frisch halten. Einmal pro Tag trinkt man ein Glas des Hausmittels.

- Senna: Senna ist ein langjährig erprobtes Heilmittel, sie wirkt unter anderem als Abführmittel und auch Verstopfung kann erfolgreich mit dieser Pflanze bekämpft werden. Das vor allem deshalb, weil sie die Peristaltik des Dickdarms deutlich erhöht. Für ein wirksames Entschlackungsmittel benötigt man 150g luftgetrocknete Senna, 150g Rosinen und 280g Hagebutten. Man kocht die Zutaten in Wasser einzeln wie einen Tee und filtert es durch ein Sieb, bevor sie zusammengemischt werden. Hiervon trinkt man mehrmals am Tag zwei Esslöffel.

- Ingwer: Ingwer ist ein in der Praxis sehr vielseitig anwendbares Heilmittel. Ingwer behebt allfällige Blähungen und regt die Darmbewegung an. Ingwer in jeder Form konsumiert reinigt den menschlichen Darm rasch und effizient. Man kann den Saft durch Pressen gewinnen und trinken oder diesen mit Honig und Wasser verdünnen. Auch als Tee ist Ingwer ein empfehlenswertes Mittel um den Darm zu entschlacken.

Die Leber als wichtiges Organ zur Entgiftung

Als weiteres zentrales Organ für die Entgiftung ist die Leber für den Abbau von unerwünschten Stoffwechsel- und Abfallprodukten verantwortlich. Diese werden dann in weiterer Folge über die Nieren wieder ausgeschieden. Das größte Organ ist dafür verantwortlich, dass Medikamente sowie Alkohol erfolgreich wieder abgebaut und mit Unterstützung von Organen wie der Galle und den Nieren aus dem Organismus wieder ausgeleitet werden. Es empfiehlt sich, alljährlich eine Entgiftung mit natürlichen Hausmitteln durchzuführen.

- Anregung des Gallenflusses durch Löwenzahn: Vom Löwenzahn werden zu Heilzwecken üblicherweise sowohl die Wurzel als auch das Kraut gemeinsam verwendet. Als Inhaltsstoffe der Pflanze sind unter anderem Bitterstoffe, Gerbstoffe, ätherische Öle und Inulin bekannt. Diese regen den Gallenfluss sowie den Appetit entsprechend an und fördern erfolgreich die Ausscheidung von Abfallstoffen über die Harnwege.

- Regeneration mithilfe der Artischocke: Den Artischockenblättern wird unter anderem eine leberentgiftende und auch -regenerierende Wirkung unterstellt, das ist auf die enthaltenen Bitterstoffe zurückzuführen. Dabei ist die gallenspezifische Wirkung überaus wichtig, was zu einer erfolgreichen Regulierung der Verdauung von Fett und zu einer Reduktion des Spiegels von Blutfetten und Cholesterin führt. Die

Artischocken kann man als Gemüse konsumieren, aber auch als Frischsaft oder als Tee können sie getrunken werden.

- Leber-Entgiftung mit der Mariendistel: Eine ausgezeichnete Wirkung auf das Gewebe der Leber erzielt man mit dem Konsum von Mariendistelfrüchten. Das darin enthaltene Silymarin wirkt als Gegenpart verschiedener Lebergifte. Es verändert die Oberflächenstruktur der Zellen der Leber, es schützt sie vor dem Eindringen von toxischen Stoffen. Täglich sollten zwei bis drei Tassen eines Aufgusses getrunken werden.

Gesunder Darm durch Hydro - Colon – Therapie

Der Darm ist für das menschliche Wohlbefinden wegen einiger seiner Funktionen von entscheidender Bedeutung. Werden diese durch falsche Ernährung und Gifte aus der Umwelt in Mitleidenschaft gezogen, begünstigt das körperliche und seelische Erkrankungen. Die hilfreiche Technik der sogenannten Hydro - Colon - Therapie ist nicht nur eine Prophylaxe, sie reinigt den Darm auch von Schadstoffen und kann so die Basis für ein gesundes Leben darstellen.

Unter der Hydro - Colon - Therapie versteht man ein System einer professionellen Darmreinigung, die im Prinzip ähnlich einem Einlauf abläuft, allerdings viel effektiver ist. Sie fördert ganz wesentlich die Entgiftung und Entschlackung, die Gesundheit des Darms und die Funktion von Organen wie der Leber, der Gallenblase und der Bauchspeicheldrüse. Der Darminhalt wird bei dieser Behandlung mit verschieden temperiertem Wassers sanft aufgelöst und aus dem Körper ausgeleitet. Mit Unterstützung des Wassers werden nicht nur die Stoffwechselprodukte, sondern auch alte Ablagerungen gelöst. Neben Wasser verwendet man auch Zusätze wie Weizengras. Ist die Darmoberfläche schlussendlich gesäubert von Ablagerungen, kann auch die Nahrung wieder besser aufgenommen werden.

Ein gesunder und leistungsfähiger Darm ist für die Gesundheit deshalb so wesentlich, weil sich in diesem Organ etwa 80 Prozent des Immunsystems befinden. Bei nahezu allen Erkrankungen ist es erforderlich, auch den Darm zu unterstützen, um dieses System wieder zu reaktivieren und auf diese Weise die körpereigenen Kräfte zur Selbstheilung zu stärken. Der Darm ist sozusagen das lebenswichtigste Organ des Menschen und bedeutend für nahezu alle Stoffwechselprozesse. Jede Funktionsstörung, die im menschlichen Darm ihren Ursprung hat, wirkt sich auf den ganzen Körper aus.

Bei zahlreichen Menschen ist die Funktion des Darms gestört und das Darmmilieu wegen fehlender Bakterien oder einer unrichtigen Zusammensetzung der Stämme dieser Bakterien aus dem erforderlichen Gleichgewicht geraten. Der Darm ist deshalb nicht in der Lage, den Pflichten der Immunabwehr richtig und vollständig nachzukommen. Grund für die Mangelerscheinungen und die Fehlfunktion sind Belastungen durch Antibiotika, eine ungesunde Art der Ernährung, Unverträglichkeiten für bestimmte Nahrungsmittel, Schwermetalle, ein allgemeiner Schwächezustand und auch Stress. Aber auch falsche Essgewohnheiten wie z.B. zu wenig Kauen, zu schnelles Essen sowie zu wenig Bewegung führen zu einer Ermüdung des menschlichen Darms.

Der Darm ist aber nicht nur für das menschliche Immunsystem überaus wesentlich. Er ist unter anderem auch für den Energiestoffwechsel verantwortlich, das bedeutet, er resorbiert die Nährstoffe aus der Nahrung. Das Ergebnis einer schlechten Darmfunktion ist unter anderem ein Mangel an Energie. Die Zellen erzeugen dann nicht mehr ausreichend ATP (dabei handelt es sich um Energieträger in den Zellen und wesentlicher

Regulator energieliefernder Prozesse) und es kommt in weiterer Folge zu einem Erschöpfungszustand.

Gefördert wird der menschliche Darm in seiner Tätigkeit von den Darmbakterien, die wesentlich für ein gutes Milieu im Darm sind. Dieser Zustand ist wichtig für einen richtigen pH-Wert, nur in der passenden Balance ist der Darm dazu in der Lage, die Nährstoffe aufzunehmen. Ist das Gleichgewicht einmal in Mitleidenschaft gezogen, sind Entzündungsprozesse im Darm die Folge, die in weiterer Folge verschiedene Unverträglichkeiten hervorrufen. Als Folge kommt es zu einer Belastung des gesamten Systems.

Im Zusammenhang mit der Entgiftung kommt dem Darm eine nicht unwichtige Rolle zu, denn wie die Haut ist er das wichtigste Organ zur Ausscheidung von Giftstoffen. Der Darm ist ähnlich der menschlichen Haut ein Kontaktorgan zur Außenwelt. Er verfügt bei einem Erwachsenen wegen der feinen Ausstülpungen, der sogenannten Darmzotten, eine Oberfläche von etwa 180 m². Ein nur wenig leistungsfähiger Darm kann in weiterer Folge auch weniger Giftstoffe ausscheiden und zieht somit das gesamte System des Körpers in Mitleidenschaft. Entzündungen im Darm, die oftmals durch Giftstoffe hervorgerufen werden, stehen auch stets in Zusammenhang mit der Biochemie des menschlichen Gehirns. Etwa 95 Prozent der Verwandlung der Aminosäure Tryptophan zum Hormon Serotonin findet im Bereich des Darms statt. Wenn der Darm dieser Tätigkeit nicht gewachsen ist, kommt es im Gehirn zum Fehlen des Hormons Serotonin. Das führt zu Störungen der Konzentration, zu Depressionen,

Überempfindlichkeiten im psychischen Bereich und auch Stress. Im Bauch befindet sich auch das Unterbewusstsein des Menschen. Da im Bauch aber oft Verspannungen lokalisiert werden können, kann die Hydro - Colon - Therapie nicht nur dabei unterstützen, physische, sondern auch psychische Hemmnisse zu lösen.

Die Colon-Hydro-Therapie als Darmsanierung kann als Prophylaxe angewendet werden. Dieses anerkannte Verfahren der Darmbehandlung erhöht gemeinsam mit anderen Verfahren zur Ausleitung wie z.B. Homöopathie und Physiotherapie die Vitalität und vor allem das Wohlbefinden. Die Hydro-Colon-Therapie ist allerdings dabei nur Teil einer ganzheitlichen Behandlung. Mit Ganzheitlich ist gemeint, alle möglichen Ebenen mit einzubeziehen z.B. durch eine Umstellung der Ernährung, durch die Anwendung von Homöopathie, die Verwendung von Nahrungsergänzungsmittel, die Anwendung einer Sauerstofftherapie und weitere Methoden. Jede Behandlung muss natürlich in erster Linie individuell auf den jeweiligen Patienten abgestimmt werden, beinhaltet jedoch nahezu immer die Hydro-Colon-Therapie.

Natürlich gibt es viele Voraussetzungen für diese Form der Therapie. Nötig ist in erster Linie, dass der Patient der Behandlung auch entsprechend gewachsen ist. Es empfiehlt sich, das in einem Gespräch vor der ersten Therapiesitzung entsprechend zu klären. Es gibt Patienten, die für diese Art der Therapie zu geschwächt sind und im Vorfeld entsprechend aufgebaut werden müssen. Wesentlich ist es dabei auch, dass keine

Entzündung im Darm vorhanden ist. Um den Darmaufbau entsprechend zu fördern, werden am Ende der Behandlung Probiotika, also Darmbakterien, zugeführt.

Anleitung zur Hydro-Colon-Therapie

Die Hydro-Colon-Therapie, eine ganz bestimmte Form der Darmspülung, wird zu therapeutischen Zwecken angewendet. Bei einer solchen Therapie werden einige Einläufe mit warmen Wasser durchgeführt. Eine professionelle Behandlung durch einen Spezialisten ist anzuraten, weil es ansonsten leicht zu Darmverletzungen kommen kann. Die ausführliche Spülung des Dickdarms soll einen guten Einfluss auf unterschiedlichste Krankheiten und Beschwerden haben.

Anwendung: So wird es korrekt gemacht

Es handelt sich bei einer Hydro-Colon-Therapie nicht um eine einzelne Behandlung, üblicherweise werden bis zwanzig Sitzungen innerhalb eines Zeitraums angesetzt. Jede Sitzung nimmt bis zu einer Stunde in Anspruch. Die Behandlung muss ausschließlich von ausgebildeten Personen durchgeführt werden.

Es kommt auch ein besonderes Gerät zur Verwendung, welches den korrekten Druck bei der Behandlung und ein geringes Risiko mit sich bringt. Zu Beginn findet eine Darmspülung statt, bei der einige Liter Wasser durch den Darm geleitet werden. Die Temperatur ist dabei wechselhaft, kühles und warmes Wasser wechseln sich ab. Nachdem das Wasser wiederum aus dem Darm ausgeleitet wurde, erfolgt eine Spülung zum Abschluss.

Wirkungen der Behandlung

Die Auswirkungen und Effekte der Hydro-Colon-Therapie basieren auf langjähriger medizinischer Erfahrung. Im Prinzip werden durch die Spülungen Exkremente und Rückstände aus dem Dickdarm ausgeleitet. Dabei sollen auch Bakterien ausgeleitet werden, die aufgrund einer Fehlernährung im Dickdarm entstehen können. Diese Therapie bringt auch einen weiteren positiven Effekt mit sich. Die Verdauung wird entsprechend aktiviert und Verstopfungen und Blähungen werden bereits nach wenigen Sitzungen wesentlich gelindert.

Schlusswort

Egal ob wegen einer Entgiftung oder wegen der Ablagerungen von Wasser im Körper: Es ist wichtig, den Körper zu entwässern. Es ist allerdings empfehlenswert, im Vorfeld ärztliche Beratung in Anspruch zu nehmen, um auszuschließen, dass ernsthafte Erkrankungen die Ursache sind. In einigen Fällen kann besonders eine kaliumreiche Ernährung dabei unterstützen, den Harndrang und auch den Stoffwechsel anzuregen und auf diese Weise den Körper erfolgreich zu entwässern.

Dabei ist es keinesfalls erforderlich, unter Umständen schädliche Medikamente und Präparate einzunehmen. Denn es stehen zahlreiche Hausmittel zur Verfügung, die den Körper auf vollkommen natürliche Weise zur Entwässerung anregen und auch sehr schmackhaft und vor allem gesund sind.

Unsere immer schädlicher werdende Zeit hat eine Unzahl von Gegenmaßnahmen hervorgerufen. Auch bislang mehr als bewährte Methoden wie Heilfasten und Entsäuerung, Entschlackung durch den Besuch einer Sauna oder Bewegung werden wieder eingesetzt. Nicht selten verspricht man den Betroffenen, das ganze Leben über den Darm zu sanieren. Wesentlich ist aber nicht nur die objektive Auswirkung einer individuellen Methode, sondern die Bedeutung für die individuelle Situation der Betroffenen.

Erfolgreiches Entgiften des Körpers beginnt im Bereich des Seelischen Loslassen, denn wenn man lediglich körperlich ausscheidet, aber im seelischen Bereich sich nicht entgiften kann, kehren die Verunreinigungen auf körperlicher Ebene recht schnell wieder zurück.

Reinigen und entschlacken wir unseren Organismus und achten darauf, diesen resistent gegenüber neuerlichen Verschlackungen zu halten, dann werden wir auch für den Fluss der Energie wesentlich empfänglicher. Wir schlafen vielleicht wieder kürzer und tiefer und wachen erfrischter auf, oder wir können wesentlich konzentrierter arbeiten. Das Schöne an den Ergebnissen einer Reinigung bis an die Wurzeln ist, dass solche Veränderungen auch zu einem ausgeprägteren Innenleben führen. Wo wir zu einer eigenverantwortlichen Entgiftungs- und Reinigungsmaßnahme und den individuell passenden seelischen Loslass-Ritualen finden, wird das neben unserer inneren auch den Zustand der äußeren Welt wesentlich beeinflussen. Denn nicht nur eine Krankheit, sondern auch die Gesundheit ist ansteckend.

Urheberrechte

Die Inhalte dieses Werkes unterliegen dem deutschen Urheberrecht. Die Vervielfältigung, Bearbeitung, Verbreitung und jede Art der Verwertung außerhalb der Grenzen des Urheberrechtes bedürfen der schriftlichen Zustimmung des jeweiligen Autors bzw. Erstellers. Downloads und Kopien dieser Seite sind nur für den privaten, nicht kommerziellen Gebrauch gestattet.

Impressum:

Jan Rothner

c/o Autoren.Services

Zerrespfad 9

53332 Bornheim

Kontakt Email: janrothner@buch-autoren.de

Bilder: Shutterstock & Pixabay Photographie